Rope Skipping pour débutants

- Le livre pratique -

Comment apprendre rapidement à sauter à la corde, acquérir des techniques de saut et améliorer continuellement tes compétences nouvellement acquises

Katja Eden

CONTENU

Ce qui vous attend dans ce livre

En pensant à la corde à sauter, certains d'entre vous se souviennent certainement des pauses dans la cour de récréation de l'école primaire. Et vous en souriez certainement maintenant. Enfant, c'était un passe-temps, un plaisir et un jeu d'enfant au sens propre du terme. Est-ce toujours le cas aujourd'hui ?

Qui aurait cru que le "saut à la corde" deviendrait un sport reconnu, qui fait même l'objet de compétitions internationales ?

Cette tendance, qui s'est propagée en Europe depuis l'étranger, suscite l'enthousiasme de toutes les classes d'âge et de tous les groupes sportifs.

Peu d'autres sports nécessitent un équipement aussi réduit et peu encombrant que le rope skipping. Il peut donc être pratiqué presque partout dans le monde. Déballez vos chaussures de sport et votre corde et c'est parti. Que vous soyez dans une chambre d'hôtel à l'autre bout du monde ou que vous n'ayez tout simplement pas la motivation nécessaire pour vous rendre à la salle de sport, vous pouvez pratiquer l'escalade en toute liberté.

Les aspects positifs pour le système cardiovasculaire et la coordination ne sont définitivement pas à négliger. Les sportifs amateurs ne sont pas les seuls à l'avoir découvert, vous verrez également des sportifs professionnels sauter, par exemple des boxeurs lors de l'échauffement, de l'entraînement de la condition physique ou de la coordination.

Ce sport offre différentes possibilités de se dépenser en tant que joueur d'équipe ou en tant que combattant individuel. Cet aspect social est particulièrement précieux pour les enfants et les adolescents. D'une part, il est possible d'améliorer la dynamique de groupe en tant qu'équipe, de résoudre des problèmes ensemble ou de faire preuve de créativité, et d'autre part, il existe des disciplines dans lesquelles on peut mesurer son endurance et sa vitesse. Cet aspect compétitif peut également être motivant.

Que l'on soit débutant ou avancé, que l'on fasse partie d'un groupe de compétition, de spectacle ou de loisirs, le plus important est de ne jamais perdre le plaisir et la joie de faire de la gymnastique. En tant que membres de l'association, de nombreux groupes se rendent aux fêtes de gymnastique qui ont lieu régulièrement. Et là aussi, il y en a pour tout le monde. Qu'il s'agisse de la fête des enfants, de la fête nationale, de la fête allemande ou de la fête internationale de la gymnastique, vous ne risquez pas de vous ennuyer.

Bien entendu, ce livre ne doit pas non plus laisser place à l'ennui, c'est pourquoi il comporte un chapitre "Do it yourself" qui explique des sauts simples à reproduire.

Alors qu'est-ce que vous attendez ? Si vous avez envie d'en savoir plus sur ce sport et surtout de l'essayer, passez au premier chapitre.

A vos cordes, prêts, partez !

Sport à la mode ou tradition - l'histoire du sport

L'origine exacte du saut à la corde n'a pas encore été établie avec certitude. Sur le World Wide Web, on peut trouver de nombreuses suppositions et de vagues affirmations avançant différents débuts de ce sport, qu'ils soient géographiques ou temporels. Selon les déclarations les plus courantes, ce sport s'est probablement développé pendant de nombreuses années à partir d'un jeu ou d'une activité pour enfants. Il semblerait que le sport ait été importé de Hollande en Amérique du Nord au 16e ou 17e siècle, puis soit revenu en Europe au 20e siècle sous le nom de rope skipping. Il est cependant clair que c'est aux États-Unis, à la fin des années 60, qu'ont été menées les premières études scientifiques sur les effets bénéfiques du saut à la corde sur le système cardiovasculaire.

En 1978, la campagne "Jump Rope for Heart" (Sauter à la corde pour le cœur) a été lancée afin de promouvoir une activité physique plus régulière par le biais du saut à la corde et de démontrer les aspects positifs de l'exercice sur le système cardiovasculaire. Cette campagne a été lancée à la demande de l'American Heart Association (AHA).

Aux États-Unis, la corde à sauter est devenue un outil d'entraînement incontournable, présent dans les salles de sport et de plus en plus de cours de rope skipping sont proposés dans les salles de sport.

Ce sport n'est pas encore très développé en Allemagne. Beaucoup ne connaissent pas encore le rope skipping en tant que sport ou n'ont tout simplement aucune idée de ce que c'est.

Les premiers championnats du monde de rope skipping ont eu lieu en 1996 en Australie.

Dans les années 80, le saut à la corde est arrivé en Allemagne par le biais de différents programmes d'échanges scolaires. Malheureusement, elle y a été quelque peu perdue pendant la première décennie, n'appartenant à aucune association majeure et n'étant pas officiellement subordonnée ou classée. Un travail préparatoire important a été nécessaire pour qu'il soit reconnu. Des programmes de formation, des formations d'entraîneurs, des règlements de compétition et bien d'autres choses encore ont été développés.

Depuis quelques années, le rope skipping fait officiellement partie de la fédération allemande de gymnastique et de plus en plus de clubs proposent cette activité sportive, car ils se sont eux aussi pris de passion pour ce sport.

Mais revenons brièvement sur le nom de ce sport. En Allemagne, il est connu sous le nom de Rope Skipping. En comparaison, on pourrait aussi dire sauter à la corde. Ce terme provient des transmissions canadiennes. Aux États-Unis, le sport s'appelle "Jump Rope" ou l'activité de saut à la corde s'appelle "Rope Jumping", c'est pourquoi de nombreuses informations sur Internet ne sont pas seulement disponibles sous le nom européen de

Rope Skipping, mais aussi sous Jump Rope et Rope Jumping. Peu importe le nom, l'essentiel est que ce soit amusant.

Prévention, santé et fitness

Le saut à la corde est un entraînement d'endurance parfait. De l'extérieur, cela peut sembler être un entraînement du bas du corps, mais si vous l'avez déjà essayé, vous vous rendrez compte à quel point vous êtes essoufflé après seulement quelques minutes de saut. Selon l'intensité de l'entraînement, vous ressentirez plus tard la sollicitation de grands groupes de muscles des membres inférieurs et supérieurs, c'est-à-dire des bras et des jambes. Dans le haut du corps, ce sont principalement les épaules et les bras qui sont sollicités.

Dans le bas du corps, les muscles des cuisses, des mollets et des pieds. L'utilisation de ces plusieurs grands groupes musculaires fait du rope skipping un sport d'endurance dont l'intensité peut être adaptée à chaque personne et à chaque forme du jour grâce aux nombreux paramètres variables. Plus vous sautez vite, plus votre système cardiovasculaire doit travailler intensément, ce qui est la base d'un bon entraînement d'endurance. En vous entraînant régulièrement pendant 20 à 30 minutes maximum, environ trois à cinq fois par semaine, vous pouvez réduire le risque de diverses maladies cardiovasculaires telles que l'hypertension, l'infarctus du myocarde et l'accident vasculaire cérébral, ainsi que d'autres maladies telles que le diabète et l'ostéoporose, et réduire le risque de cancer.

Non seulement le système cardiovasculaire et votre endurance profitent de ce sport génial, mais aussi votre coordination, votre vitesse, votre agilité et votre force.

L'entraînement se concentre certainement sur l'endurance. Le saut à la corde est tout simplement un super sport d'endurance. L'intensité peut être facilement ajustée grâce à différents paramètres (comme décrit dans le chapitre Techniques de saut). Ce n'est pas seulement la vitesse qui influence directement l'intensité, mais aussi le type de saut et la quantité de masse musculaire active.

Le rope skipping sollicite également beaucoup la coordination. La coordination des bras et des jambes est déjà un défi pour les débutants lors du saut de base.

De plus, il y a toujours des possibilités de rendre le saut encore plus compliqué et exigeant en termes de coordination. Si un saut devient trop facile ou trop monotone pour vous, faites-le en avant, en arrière, à une vitesse différente, ou encore plus difficile, en double under.

Plusieurs figures doivent être exécutées avec une coordination main-pied bien adaptée et, en plus, avec le bon timing de la corde et un bon sens du rythme sur la musique. Il arrive parfois qu'un nœud se forme non seulement dans la corde, mais aussi dans les bras ou même dans votre esprit. C'est là que le vieil adage "c'est en forgeant qu'on devient forgeron" prend tout son sens. Il est donc souvent plus judicieux de ne pas trop se concentrer sur l'exécution, mais de laisser libre cours à ses pensées et de sauter sans retenue.

Si l'entraînement habituel de l'équilibre vous a semblé trop sec, vous avez également trouvé une solution. En effet, le rope skipping favorise également l'équilibre, surtout si des sauts sur une jambe sont intégrés à votre entraînement.

Bien entendu, la vitesse est principalement développée lorsque les cordes sont utilisées à des vitesses très élevées. Dans ce domaine d'entraînement, on ne trouve généralement que des athlètes de compétition ou des professionnels.

De même, vous entraînez ou défiez certaines figures dans le domaine de l'agilité. C'est l'une des raisons pour lesquelles le rope skipping est affilié à la Fédération allemande de gymnastique. Certains éléments de gymnastique peuvent également être exécutés à la corde, mais ils sont plutôt destinés aux gymnastes avancés. Pour la souplesse et donc la capacité à exécuter certains sauts, il est indispensable de s'étirer pendant les séances d'entraînement, sinon le risque de blessure peut augmenter considérablement.

Le rope skipping n'est certainement pas un entraînement de force qui favorise un développement musculaire important. Néanmoins, l'entraînement permet d'améliorer la force. La force des jambes est la plus sollicitée et peut être augmentée par les sauts. Par exemple, un easy jump ne sollicite pas autant les muscles des jambes qu'un double ou un triple under. L'entraînement accru du haut du corps joue un rôle important dans les sauts de gymnastique. Une corde avec des poids intégrés renforce également l'effet d'entraînement du haut du corps. De plus, le tronc doit fournir un travail de maintien particulier lors des exercices asymétriques, par exemple lors d'un knee up, et il est automatiquement entraîné pendant ces sauts.

Un autre grand avantage de ce sport est que le risque de blessure est généralement très faible en rope skipping, surtout après un échauffement suffisant. Contrairement au jogging classique, il est plus doux pour les articulations des genoux et des chevilles, car les sauts sont amortis sur l'avant-pied. Lors d'un jogging classique pratiqué par des sportifs amateurs sans courir sur l'avant-pied, le talon, premier contact avec le sol, exerce une pression nettement plus importante sur les genoux et les articulations des hanches.

Si vous ne souhaitez pas faire du saut à la corde votre seul entraînement, vous pouvez par exemple intégrer des séances de saut dans votre HIIT (entraînement par intervalles de haute intensité) ou dans votre entraînement en circuit (voir le chapitre Do-it-yourself / Suggestions d'entraînement).

Sans oublier les effets positifs sur votre moral. L'exercice physique libère des endorphines et nous rend heureux. Connaissez-vous ce sentiment de satisfaction intérieure et profonde lorsque vous avez suivi votre programme sportif ? Après tout, il n'y a pas d'excuse pour sauter à la corde, comme "le trajet jusqu'à la salle de sport est trop long" ou autre. Vous pouvez sortir votre corde et sauter n'importe où, que ce soit chez vous, dans votre chambre d'hôtel ou pendant votre jogging.

Joueur d'équipe ou combattant solitaire

En rope skipping, vous trouverez votre compte en tant que joueur d'équipe ou en tant que combattant individuel.

Il existe des sauts en couple, comme par exemple dans le cas du moulin ("wheel"). Ici, chaque sauteur tient une extrémité de sa propre corde et l'autre extrémité de celle de son partenaire. Les cordes battent alternativement dans la même direction à un rythme régulier, ce qui ressemble à un moulin vu de côté. Une autre façon de sauter en couple est appelée interaction de couple. Ici, soit les partenaires ont une corde à deux et celle-ci est également balancée par les deux, soit un seul partenaire a la corde et saute autour de l'autre partenaire sans corde. Si vous manquez d'imagination, vous pouvez taper les noms des sauts sur Internet et vous trouverez certainement des vidéos étonnantes. De nombreuses vidéos sur le rope skipping et le jump rope sont également disponibles sur les plateformes médiatiques actuelles.

S'il y a plus de sauteurs disponibles, vous pouvez par exemple faire du double dutch. Pour cela, il faut être au moins trois - répartis en deux lutteurs et un sauteur.

Si le nombre de parachutistes est de cinq ou plus, vous pouvez créer une boîte de cordes ou un arc-en-ciel avec trois ou quatre tailles de cordes différentes, qui se balancent toutes les unes dans les autres, évoquant ainsi un arc-en-ciel.

En tant que sauteur individuel, les sauts peuvent être améliorés à l'infini en termes de difficulté et de rapidité, à partir des sauts de base les plus simples. Et lorsqu'aucun saut n'est trop compliqué, vous en inventez un nouveau vous-même.

De même, l'utilisation de cordes différentes permet de faciliter l'exécution de certains sauts.

Les disciplines de compétition classiques, qui font appel à la vitesse, à la créativité et au niveau de difficulté, en sont un bon exemple.

Le rope skipping en tant que sport de compétition

En Allemagne aussi, il existe désormais des compétitions de rope skipping.

Comme dans les autres domaines de la gymnastique, elles sont tout d'abord divisées en sexes, puis en compétitions individuelles ou de groupe, et enfin en catégories d'âge. Dans certains cas, elles sont également divisées en niveaux de difficulté.

Dans les compétitions individuelles, la "vitesse" est considérée comme l'une des disciplines typiques. Le sauteur donne l'impression de courir sur place. Les genoux sont levés alternativement vers l'avant en direction de la poitrine et la corde doit être passée sous chaque pied. Les juges, qui arbitrent la compétition, comptent toujours le contact du pied droit avec le sol. Les sauts effectués dans le temps imparti sont ensuite consignés. Les temps de référence sont 30 secondes, 60 secondes et 120 secondes.

Dans la section suivante, j'ai listé quelques résultats de compétitions et records mondiaux de rope skipping.

En 2009, Joey Motsay a sauté à la corde pendant 33 heures et 20 minutes sans faire de pause. Vous y penserez à nouveau lorsque vous vous accorderez une pause bienfaisante après avoir sauté 10 minutes d'affilée, complètement essoufflé et en sueur, tout simplement incroyable.

En 30 secondes de Single Rope Double under, les très bons sauteurs effectuent entre 70 et 90 sauts.

En 30 secondes de vitesse, il est possible d'effectuer environ 70 à 95 sauts.

En 180 secondes de vitesse, il est possible d'effectuer entre 350 et 440 sauts.

Les données ci-dessus ont toutes été documentées à partir de compétitions allemandes. Bien entendu, les chiffres diffèrent encore entre les hommes et les femmes.

En 2015, un sauteur chinois a atteint le record du monde avec 108 sauts en 30 secondes.

La compétition Double under est également chronométrée. Le sauteur passe la corde sous ses pieds deux fois au cours d'une phase de saut. Cette action compte comme un saut. Le plus souvent, ce saut est effectué pendant 30 secondes. Là encore, les juges comptent et documentent le nombre de sauts.

Le freestyle, qui est également une partie caractéristique des compétitions individuelles, requiert le plus de créativité. Chaque participant prépare son propre programme libre à l'entraînement, de préférence des semaines avant la compétition, choisit une musique et l'exécute le jour de la compétition avec le moins de fautes possible. Là encore, il s'agit de respecter certaines contraintes, comme la durée du programme libre, et de remplir une surface donnée avec les sauts choisis.

Lors des compétitions, une piste adaptée est jouée au signal de départ. Il existe une piste spécifique pour chaque discipline chronométrée. Vous pouvez également les faire jouer sur le site de la Fédération allemande de gymnastique (Deutscher Turner-Bund e.V. : Speed-Tracks (dtb.de)).

Les informations sur les compétitions au niveau de la Gau et du Land sont disponibles sur les pages d'accueil des fédérations de gymnastique respectives, les dates des championnats du monde sont disponibles sur la page d'accueil de la fédération allemande de gymnastique. Vous y trouverez également des directives pour l'inscription et la qualification.

Sports de loisirs, groupes de spectacle, camps et fêtes de gymnastique

Le rope skipping est un merveilleux sport de loisirs. Il n'y a pas de limite d'âge pour pratiquer ce sport. Toute personne qui aime le sport peut le pratiquer.

Elle est aujourd'hui proposée dans plusieurs clubs de sport. Dans les clubs, on trouve le plus souvent des groupes d'enfants et d'adolescents. Le rope skipping peut être proposé aux enfants à partir de 5 ans environ. Là encore, ce n'est pas l'âge ou la taille des sauteurs qui importe, mais plutôt le niveau de difficulté qu'ils peuvent atteindre. Ainsi, les sauteurs avancés peuvent s'entraîner à des figures plus difficiles et les débutants peuvent consolider les bases. D'autre part, un groupe mixte peut grandement profiter les uns des autres. C'est un bon aspect social pour proposer des groupes mixtes aux enfants. Les joueurs avancés aident les débutants, qui peuvent apprendre des choses des joueurs avancés. Les deux parties profitent donc d'un groupe mixte. En effet, pour certaines combinaisons ou figures, il est préférable d'avoir des enfants petits et légers ou des adolescents grands et forts.

Les groupes mixtes de débutants et d'avancés sont également utiles pour les groupes de spectacle. Les enfants sont naturellement heureux de pouvoir présenter les sauts et les enchaînements qu'ils ont appris, et chacun d'entre eux est fier de ce qu'il a appris et peut montrer. Il est donc judicieux de laisser de la place aux "débutants" lors des représentations. Bien entendu, la construction de sauts et de chorégraphies de facile à complexe a également du sens lors des représentations et des spectacles. Cela permet aux spectateurs de voir comment sont les débuts et comment les sauts peuvent être améliorés au fur et à mesure.

Une partie importante du spectacle est certainement la musique. L'impression est très différente lorsque la musique s'accorde avec les sauts et l'action sur scène à chaque coup. Lorsque les choses se calment, il faut également ralentir et calmer les cordes sur scène, voire ne plus sauter du tout. En effet, les techniques de non-saut sont particulièrement adaptées pour une partie intermédiaire (voir le chapitre Do it yourself). Si la musique est forte et dominante, les cordes devraient également être "en feu". Ce qui fait vraiment la différence dans les spectacles, ce sont les transitions qui doivent permettre de passer d'une chorégraphie à l'autre. En effet, les changements de cordes des sauteurs constituent souvent une petite "interruption" ou "perturbation" qu'il convient de bien combler, de sorte que le spectateur ait toujours quelque chose à voir quelque part sur la scène qui le captive, afin que les changements de cordes des autres sauteurs à l'autre bout de la scène soient éclipsés.

Il est également agréable de montrer toute la gamme de ce sport fantastique lors des représentations. Des sauts individuels aux chorégraphies synchronisées, en passant par les sauts en couple et les chorégraphies de groupe.

Pour améliorer la cohésion du groupe, il est possible de participer à des camps de rope-skipping et à des festivals de gymnastique en tant que groupe de compétition, de spectacle ou de loisirs.

Les camps de rope-skipping sont typiques de ce sport, qui nous vient probablement aussi d'Amérique.

Un camp pourrait par exemple ressembler à ceci : Les groupes inscrits d'une association nationale de gymnastique se réunissent pendant quatre ou cinq jours pour s'entraîner ensemble, apprendre les uns des autres, s'amuser et, d'une manière ou d'une autre, survivre aux courbatures annoncées.

L'hébergement peut généralement être assuré dans des écoles. Les salles de classe sont les dortoirs, il y a des douches, des toilettes et, de manière

optimale, une salle à manger, une cafétéria ou autre.

Pendant toute la durée du camp, un programme
d'entraînement strict est mis en place, ce qui
donne à certains de fortes courbatures dès le deuxième jour. Non seulement vous rencontrez de nombreuses personnes qui vous ressemblent, mais
vous apprenez également de nouveaux sauts et de
nouvelles figures.

A la fin du camp, un spectacle peut être
présenté aux parents, aux amis et aux personnes
intéressées, au cours duquel chacun peut montrer
ce qu'il a appris de nouveau.

La plupart des jours d'entraînement sont
consacrés à la pratique d'une "camproutine", au
cours de laquelle tous les participants apprennent
la même séquence de sauts et la réalisent à la fin
de manière aussi synchronisée que possible. Pour
cela, ils reçoivent tous le même T-shirt, qu'ils peuvent garder et qui leur rappellera longtemps ce
moment formidable, mais aussi très éprouvant.

De retour au club, les parachutistes qui ont
participé au camp peuvent montrer et enseigner
les nouveaux sauts et astuces à ceux qui sont
restés à la maison. Ainsi, les compétences sont

automatiquement transmises et la motivation est toujours renouvelée.

Les fêtes de la gymnastique sont organisées par les fédérations nationales et nécessitent une organisation à long terme et sophistiquée, car lorsque près de 5000 gymnastes prennent d'assaut la ville organisatrice pendant un week-end, chaque détail doit être planifié. Ce ne serait pas la première fois que les trains seraient bondés ou que l'eau des douches serait si froide à la fin que l'on s'étonnerait que des glaçons ne sortent pas encore du robinet. Mais ce sont aussi ces expériences qui font la force des fêtes de gymnastique.

Il y a une alternance entre les fêtes régionales de gymnastique pour enfants et les fêtes régionales de gymnastique, ainsi que la fête allemande ou internationale de la gymnastique. Tous les participants peuvent y trouver leur compte.

Les groupes peuvent se présenter comme groupes de spectacle, participer à des ateliers, s'inscrire à des compétitions ou participer à des compétitions amusantes. Bien entendu, chaque fête de la gymnastique propose une chorégraphie spécialement conçue pour la "danse de la fête de la gymnastique". C'est une sensation incroyable lorsqu'une foule d'enfants, de jeunes et bien sûr de bénévoles et d'entraîneurs se lancent dans un flashmob.

Toute la journée, il y a des activités sportives sur le terrain de sport et le soir, on termine la journée par une fête. L'une des soirées est consacrée à la présentation de la ville qui accueillera la prochaine fête nationale des enfants ou la fête nationale de la gymnastique. Ces deux événements se déroulent en alternance.

L'hébergement des nombreux participants est réparti entre les écoles de la ville. Souvent, plusieurs clubs se partagent une salle de classe. On fait ainsi rapidement la connaissance de nombreux autres enfants, jeunes et entraîneurs passionnés de sport. Les soirées et parfois les nuits de la fête de la gymnastique sont vraiment légendaires. Il faut en faire l'expérience.

Les clubs se souviennent souvent longtemps de cette période particulière.

De la théorie à la pratique

ÉQUIPEMENT

L'équipement comprend en premier lieu la corde. Mais il n'y a pas qu'une seule corde, il y a beaucoup de cordes différentes, faites de matériaux différents, qui ont donc des caractéristiques différentes.

La **Speed Rope est** une corde en plastique. Elle est environ deux fois plus légère que la Beaded Rope et doit pouvoir tourner librement dans la poignée lorsque vous sautez. Cette corde permet de s'entraîner à des vitesses élevées. Un autre test de qualité est qu'elle ne doit pas s'étirer de plus de

2 cm lorsqu'elle est tirée. En général, il est bon qu'elle soit plutôt ferme au toucher.

Cette corde existe avec des poignées standard ou des poignées allongées, qui sont particulièrement utiles pour les variations "criss-cross", car elles doivent servir de prolongement aux bras. La corde à poignées allongées est appelée Long Handle.

La **High Speed Rope** et la **Wire Rope** sont essentiellement destinées à la compétition. Certaines cordes sont composées d'une partie intérieure en fil métallique et d'une partie extérieure en plastique qui recouvre la partie intérieure. Il est préférable d'utiliser des cordes avec des roulements à billes, car elles présentent le moins de risques de se tordre et donc de perdre un temps précieux, surtout si vous participez à des compétitions.

Les High Speed et Wire Ropes peuvent devenir incroyablement rapides en raison de leur légèreté et ne conviennent donc pas aux débutants ou aux personnes inexpérimentées. Les participants à la compétition en profitent d'autant plus qu'ils ont moins de charge ou qu'ils doivent utiliser moins de force dans le haut du corps.

La **Beaded Rope est** une corde composée de nombreux morceaux de plastique courts et durs, ce qui lui permet de ne pas se tordre. Lorsqu'elle touche le sol lors d'un saut, elle est beaucoup plus bruyante que la Speed Rope. La corde en elle-même est plus lourde, il est donc plus facile d'effectuer des sauts lents tout en produisant une belle forme d'arc. En outre, cette corde est utilisée dans le cadre de la Pair interaction et de la Wheel. Souvent, les pièces en plastique sont de couleurs vives, ce qui fait que les cordes ont un superbe effet "wow" sur le public lors des représentations.

De même, il existe des cordes destinées à concentrer l'effet d'entraînement sur le haut du corps qui contiennent des poids intégrés. On peut distinguer les cordes avec des poids uniquement dans les poignées des cordes avec un poids complet dans la corde elle-même. Pour solliciter davantage le haut du corps, mais de manière équilibrée, il est recommandé d'utiliser la corde avec des poids répartis.

Il existe également des cordes tissées, généralement en matériau synthétique. Leur principal avantage est qu'elles ne font pas mal lorsqu'elles sont retirées. Malheureusement, elles ne sont pas optimales pour le swing, car l'élan des poignets n'est pas suffisant et demande donc plus de force. La plupart du temps, les cordes tissées sont donc plutôt utilisées comme longue corde ou pour le double dutch, dans lequel un tiers saute par exemple.

La longueur d'une corde pour un sauteur individuel peut être mesurée spécifiquement comme suit : Tenir la corde par les poignées, une poignée dans la main droite, l'autre dans la main gauche, et monter sur la corde avec les deux pieds, qui est ensuite tendue vers les aisselles. Les extrémités des poignées doivent presque toucher les aisselles, mais ne pas les dépasser.

Les speed ropes sont toujours faites un peu plus courtes que la "formule" ci-dessus, car la position du corps est légèrement penchée en speed et une corde plus courte signifie en même temps moins d'effort à une vitesse plus élevée.

Lors de l'achat, il est important de s'assurer que les cordes sont fixées dans la poignée à l'aide d'un petit tube supplémentaire et d'une aiguille (similaire à une agrafeuse). Cela permet de raccourcir la corde à volonté et de la fixer à nouveau, tout en conservant une bonne capacité de rotation dans la poignée.

Avec les Beaded Ropes, il suffit de défaire le nœud dans la poignée et d'enfiler ou de retirer autant de petits morceaux de plastique que nécessaire jusqu'à ce que la longueur soit optimale.

Les poignées sont généralement également en plastique. Les surfaces peuvent être lisses, légèrement striées ou légèrement rugueuses. Si vous avez besoin de plus de prise, vous pouvez enrouler du ruban adhésif autour des poignées en plastique. Outre les poignées "normales", il existe également des poignées extra longues appelées "Long Handle", comme nous l'avons déjà brièvement mentionné pour les speed ropes. Celles-ci sont particulièrement utiles pour de nombreuses variantes de sauts croisés, car elles allongent le bras du sauteur. Néanmoins, la sensation de saut est très différente et les sauts doivent souvent être répétés avec la poignée longue, même s'ils sont déjà bien réalisés avec les poignées habituelles.

En fait, il est possible de s'entraîner à la corde presque partout, mais seulement presque. Il existe des surfaces plus adaptées, comme par exemple le sol de la salle de sport, qui convient parfaitement, ou la moquette, si elle n'est pas trop molle. Si vous vous entraînez souvent sur des surfaces très dures, comme la pierre ou l'asphalte, les articulations peuvent être beaucoup plus sollicitées et chargées. De plus, ces surfaces endommagent les cordes à la longue. Elles deviennent très rugueuses et s'usent de manière très visible.

Tous les vêtements conviennent. Il est préférable de porter des vêtements relativement près du corps et serrés pour éviter qu'ils ne se prennent dans la corde.

Il est fortement recommandé de porter de bonnes chaussures de sport qui ont un amorti à l'avant-pied et offrent une bonne stabilité au pied.

TECHNIQUE DE SAUT ET DE SWING

La technique de saut est essentielle en rope skipping. Cependant, la position du corps n'est pas la même pour tous les sauts, mais cela sera abordé plus loin dans le texte. Les pieds ne sont en contact avec le sol que par l'avant-pied. Ainsi, le saut peut parfois être initié par la flexion du genou et être amorti par ce dernier à l'atterrissage. Le pied entier ne touche pratiquement jamais le sol entre deux sauts. Vous perdriez alors votre élan. Le premier contact avec le sol se fait uniquement avec la plante des pieds. A partir de là, le pied peut être déroulé. Parfois, une mauvaise technique de saut peut même être entendue, car celui qui saute correctement est à peine audible. En revanche, si l'on atterrit avec tout le pied, par exemple, on entend comme un piétinement. Un sol approprié, légèrement amortissant, comme celui de la plupart des salles de sport, contribue également à une bonne technique de saut. Un sol légèrement élastique permet également à la corde de glisser sur le sol plutôt que de rebondir sur celui-ci.

Pour économiser ses forces, il est important de ne sauter que quelques centimètres en hauteur, car il faut juste que la corde puisse glisser sous les pieds. Si vous sautez trop haut à la longue, vous perdez une quantité incroyable de force et d'énergie. Cependant, ceux qui sautent en double et en triple under se rendent compte qu'ils doivent effectivement sauter plus haut que pour les sauts de base, par exemple.

Pour économiser vos forces, vous pouvez faire ce que l'on appelle un jog-step. Il s'agit de sauter d'une jambe sur l'autre, ce qui entraîne automatiquement un petit mouvement de droite à gauche. La deuxième jambe soutient toujours le mouvement par un bref contact avec le sol, mais ne supporte pratiquement pas le poids du corps.

Le mouvement d'oscillation de la Speed Rope provient principalement du poignet. Le haut des bras doit rester aussi près du corps que possible afin que la corde puisse former un arc symétrique et régulier au-dessus de la tête. Après l'entraînement de speed rope, il est possible que vos avant-bras "brûlent" et que des courbatures se fassent sentir le lendemain.

Lors du balancement du Long Ropes ou du Double Dutch, le mouvement doit être exécuté en plus grand et provient de l'ensemble du bras, car c'est justement lorsque des sauts du domaine de la gymnastique sont exécutés que l'on a besoin de balanciers qui s'adaptent au rythme du sauteur et à la taille du mouvement.

La posture générale est droite pour les sauts "normaux", mais peut être un peu plus courbée pour certaines figures. Il est important de se faire un peu plus petit, en particulier pour les sauts de vitesse, car les cordes ont tendance à être plus courtes pour économiser l'énergie et la force. Les genoux sont alors tirés vers l'avant et vers le haut en direction de la poitrine aussi rapidement que possible.

SÉLECTION MUSICALE

Le choix de la musique peut être déterminant pour l'effet "waouh" du public en rope skipping. Tout d'abord, il est important que le rythme soit audible et qu'il ait une vitesse agréable pour le saut, car même en sautant extrêmement lentement, vous gaspillez énormément d'énergie. La meilleure plage se situe entre 125 et 150 bpm. De nos jours, la plupart des installations disposent également d'un bouton de réglage de la vitesse. Vous pouvez ainsi tester la plage la plus confortable pour vous.

La musique permet d'exprimer tellement de choses. Elle rend les mouvements plus grands, plus puissants et renforce les émotions.

Le sens du rythme présente également un défi particulier pour certaines personnes et peut nécessiter un peu de pratique au début.

Do-it-yourself

Avant de commencer les premiers sauts simples, il est très important d'échauffer l'ensemble du corps. Cela permet de réduire le risque de blessure, comme mentionné dans le chapitre Prévention, santé et forme physique.

Tout d'abord, il convient d'échauffer un peu l'ensemble du corps en faisant par exemple un jogging léger ou en marchant rapidement, ce qui est plus doux pour les articulations. Sinon, des mouvements et des variations dans la marche peuvent servir d'échauffement. Pour cela, vous pouvez marcher rapidement en avant, en arrière et de côté. Si vous le souhaitez, faites un galop latéral, tirez alternativement les genoux loin vers le haut, puis les talons vers les fesses. Ces exercices sont tout à fait réalisables en marchant ou en courant.

Ensuite, les différents groupes musculaires sont échauffés de manière encore plus spécifique.

En position debout, poussez vers le haut sur la pointe des pieds et redescendez lentement vers le sol avec le talon.

Vous pouvez également faire des squats classiques et enfin combiner les deux exercices. Les hanches peuvent être tournées alternativement dans les deux sens. Les pas chassés peuvent également ment être un bon exercice d'échauffement.

Il faut toujours veiller à une exécution impeccable des exercices.

Pour les bras, commencez par faire des cercles avec les deux bras en alternance vers l'avant et changez de direction après plusieurs cercles. Il est également important d'échauffer les poignets en les faisant "tourner".

L'échauffement n'est pas le seul élément important, des séances de stabilisation spécifiques pour les chevilles, par exemple, sont également indispensables.

Pour cela, pratiquez l'appui sur une jambe dans toutes les variations possibles. Vous pouvez également le pratiquer quotidiennement en vous brossant les dents. Il est préférable d'effectuer un mouvement en l'air avec le pied levé, par exemple un huit couché ou votre propre nom. Le fait de changer de surface d'appui, comme se tenir sur un tapis moelleux, sur un canapé ou sur un coussin d'air, rend également l'exercice plus difficile et fait travailler le pied ou les muscles du pied et de la jambe de manière complexe. En effet, à force de porter des chaussures et de marcher sur l'asphalte, nos pieds finissent par perdre leur fonction, leur flexibilité et leur force d'origine.

Contrairement aux exercices de stabilisation, selon les sauts auxquels vous vous entraînez, vous ne devez faire que des étirements dynamiques et élastiques avant la séance d'entraînement afin de maintenir la tension dans le muscle. Cependant, ceux qui intègrent la gymnastique dans leur entraînement doivent veiller à s'étirer longuement pour ne pas risquer de se froisser.

Pour un entraînement de débutant, il suffit d'insérer une courte séance d'étirement.

Pour cela, vous pouvez lever les bras en position debout et simplement vous étirer vers le haut en alternant les bras.

Toujours en position debout, ouvrez les deux bras sur le côté et tirez-les le plus loin possible vers l'arrière. La tête reste droite. Faites ensuite le même exercice en changeant la position des bras. Les bras forment une diagonale, c'est-à-dire qu'un bras s'étend par exemple vers le haut à droite et l'autre vers le bas à gauche. Ensuite, vous changez à nouveau de bras.

Il est également très important d'étirer les fléchisseurs et les extenseurs de la main.

Pour cela, tendez un bras vers l'avant et repliez la main vers la paume ou le dos de la main. L'autre main aide ici à atteindre la flexion ou l'extension maximale possible.

Au niveau des jambes, il faut étirer les mollets de manière dynamique en avançant d'un pas en avant. La jambe avant est fléchie, la jambe arrière est tendue et le talon touche le sol. Si l'on ne sent pas d'étirement dans le mollet arrière, il faut augmenter le pas en avant. Ici aussi, l'étirement est élastique, c'est-à-dire que le talon touche le sol puis est légèrement soulevé du sol en roulant sur l'avant du pied.

Une description plus détaillée des étirements est disponible dans le sous-chapitre Suggestions d'entraînement de la section Cool-down.

Comme mentionné ci-dessus, ces étirements ne doivent pas être maintenus de manière statique et au maximum avant un entraînement de débutant, mais de manière dynamique et élastique. Cela signifie que l'on se déplace toujours un peu plus vers la position maximale, puis que l'on relâche un peu, sans maintenir la position maximale pendant longtemps.

ON-JUMPING TECHNIQUES

Les techniques de non-saut suivantes nous permettent d'aborder lentement le maniement de la corde. Elles sont particulièrement adaptées aux débutants ou peuvent facilement être intégrées à un freestyle.

Le nom de ce groupe de sauts s'explique en principe de lui-même. Il s'agit de "sauts" qui ne nécessitent pas de sauter par-dessus la corde.

Dans le cas du **moulin à vent**, les deux poignées de la corde sont tenues dans une main. La corde se balance soit du côté de la main qui a les deux poignées, soit du côté opposé, ce qui peut être fait en alternance.

Si le Windmill est intégré dans un programme libre, il est généralement appelé **Side Swing** lorsqu'il est exécuté une seule fois.

D'autres techniques sont les **wraps**. Vous pouvez effectuer des arm wraps et des leg wraps. La corde est balancée vers l'avant et enroulée autour d'un bras ou d'une jambe, puis déroulée et balancée plus loin. Le fait de continuer à se balancer peut également être utilisé pour changer de direction. Ainsi, si vous enroulez la corde vers l'avant après un saut, elle revient automatiquement de l'avant vers l'arrière après avoir été déroulée, ce qui signifierait que vous continuez à sauter en arrière.

D'autres **techniques de non-saut** sont des **Releases**. Une extrémité de la corde est lâchée ou lancée à partir de différentes positions de départ, puis rattrapée. Cette technique peut être directement entourée de sauts, ce qui peut être très spectaculaire. Mais elle comporte également un risque, car peu importe le nombre de fois où vous vous êtes entraîné à faire des releases, si vous êtes excité lors d'une représentation et que vous n'arrivez pas à attraper le bout de la corde, cela interrompt en quelque sorte la fluidité du saut.

Pour vous familiariser avec les sauts, vous pouvez vous entraîner au **step through**.

Dans ce cas, la corde est tenue normalement, c'est-à-dire que chaque poignée est dans sa main. Un bras est tenu plutôt à hauteur de la tête, l'autre à hauteur de l'entrejambe. Vous entrez avec une jambe d'un côté et la corde se balance autour de vous pour que vous puissiez sortir de l'autre côté. Si vous vous sentez en sécurité, vous pouvez tourner sur vous-même, soit à 180°, soit directement à 360°.

TECHNIQUES DE SAUT

Nous arrivons maintenant aux premiers sauts.

Les sauts les plus simples sont l'Easy Jump et le Double Bounce.

Dans le cas de l'**Easy Jump**, vous sautez à chaque fois par-dessus la corde, qui a tendance à avoir une vitesse plus rapide, mais qui peut aussi être augmentée au fur et à mesure, ce qui vous donne quand même la possibilité de commencer lentement.

Le **Double Bounce** comprend un saut dit intermédiaire, où la corde ne passe pas sous les pieds. Il a tendance à être beaucoup plus lent qu'un easy jump et comme l'élan est perdu pendant la longue pause, un saut intermédiaire est intégré.

Le **jog-step** est un saut qui permet d'économiser ses forces et que j'ai déjà abordé dans le sous-chapitre sur la technique de saut et de balancement. Vous sautez d'une jambe sur l'autre, la deuxième jambe étant toujours en contact avec le sol pour vous soutenir.

Le **Foot Catch** permet d'arrêter la corde de manière ciblée. Si plusieurs sauteurs l'exécutent en même temps, ce "saut" à lui seul est vraiment superbe.

Bien entendu, les trois sauts de base présentés peuvent également être exécutés à l'envers. Comme première séquence simple de sauts, vous pouvez combiner les trois sauts de base, ce qui n'est pas si facile au début en raison du changement de vitesse.

Voilà pour les bases essentielles, voici maintenant quelques combinaisons de jambes.

L'une des combinaisons de jambes les plus simples est le "**jumping**", également appelé **"side straddle"**. Vous connaissez certainement déjà ce saut sans corde. Les bras continuent à balancer la corde et les jambes s'ouvrent et se referment latéralement. À chaque passage de la corde, les jambes s'ouvrent et se referment. Une extension de ce saut est le **X-it**. Dans ce cas, les jambes, après avoir été ouvertes en jumping, ne sont pas seulement rapprochées l'une de l'autre lors de la fermeture, mais même croisées.

Le saut suivant, **Straddle forward**, également connu sous le nom de jumping avant-arrière, fonctionne de la même manière. La différence réside dans le fait que les jambes s'ouvrent alternativement vers l'avant et vers l'arrière et se referment au milieu.

Par exemple, un saut apparenté, le **Heel Tap**, consiste à déplacer un seul pied vers l'avant et à taper le talon sur le sol, à le remettre en place, à effectuer un Easy Jump et à changer de côté.

Si le talon n'est pas en contact avec le sol à l'avant et que le pied est seulement poussé vers l'avant, le saut s'appelle naturellement **un kick**. Dans le cas du **ski**, parfois appelé **slalom**, le sauteur imagine qu'il se trouve sur une ligne et saute ensuite avec les deux jambes une fois à droite et la fois suivante à gauche de la ligne. A chaque saut, la corde est passée sous les pieds.

Le **twist** ressemble le plus au slalom/ski. Le sauteur reste cependant constamment au centre avec les deux pieds et effectue une rotation du bas du corps vers la droite et vers la gauche, de sorte que les pointes de pied pointent alternativement vers la droite et vers la gauche.

Le **knee up** fait également souvent partie des chorégraphies. Pour cela, vous tirez alternativement un genou vers la poitrine en sautant, vous reposez la jambe et vous changez de côté. Ici aussi, une action a lieu à chaque passage de corde, c'està-dire lever le genou, sauter une fois ensemble et lever l'autre genou. Pendant qu'un genou est plié, vous sautez pratiquement sur une jambe. Le knee up peut être rapide ou lent, mais la version rapide est beaucoup plus facile.

Si le saut Knee up est combiné avec une sorte de kick (la jambe doit être bottée plus haut que pour le kick décrit ci-dessus), on obtient ce que l'on appelle le can, qui rappelle effectivement les marionnettes à étincelles du carnaval de Cologne. Entre les deux sauts, le pied tape une fois au milieu du sol, mais ne prend pas le poids du corps.

Le saut suivant s'appelle le **boxer**. Il s'agit à nouveau d'un saut sur une jambe, mais cette fois-ci la jambe levée n'est pas pliée vers l'avant, mais le genou est plié à 90° vers l'arrière. Vous sautez ainsi deux fois par-dessus la corde, ce qui est compté comme un boxeur.

Il s'agissait des combinaisons de jambes les plus simples en rope skipping.

Poursuivre avec des combinaisons de bras

La combinaison de bras la plus simple est la **croix** classique, également appelée **criss cross.**

Pour cela, croisez vos avant-bras à hauteur du nombril. Il est important que les extrémités des poignées de la corde soient visibles lorsque vous êtes dos à une autre personne, car c'est la seule façon pour que la corde puisse former un bel arc autour de vous et que vous ne restiez pas accroché.

Pour faciliter cela, il existe les Long Handle Ropes, qui ont été présentées dans le thème de l'équipement. Vous sautez une fois avec les bras croisés et vous les ouvrez à nouveau. Le même saut peut bien sûr être effectué en arrière, mais cela demande un peu plus d'entraînement.

De même, le saut croisé peut être effectué en avant tout en croisant les bras derrière le corps.

Lorsque le criss cross est associé au side swing, il est appelé side swing criss cross et, il faut bien l'avouer, il a l'air compliqué pour les spectateurs. Un side swing est suivi d'un criss cross et d'un side swing. Il est préférable de changer de côté pour le side swing. Cela rend l'enchaînement encore plus varié.

Comme vous pouvez le constater : Il existe d'innombrables variations et variantes que vous pouvez essayer, pratiquer ou inventer vous-même.

Le "**eb**" est également une sorte de croix. Il s'agit de croiser un bras devant et l'autre derrière le corps. Dans la préparation du croisement des bras, un **side swing est** automatiquement créé, ce qui signifie que la corde oscille sur le côté du corps et qu'il n'est théoriquement pas nécessaire de sauter par-dessus. Néanmoins, il est préférable de continuer à sauter pour ne pas perdre le rythme d'une part et l'élan d'autre part. De plus, si ce saut fait partie d'une chorégraphie, l'image d'ensemble sera plus belle si tout le monde continue à sauter de manière synchronisée au lieu de s'arrêter.

Une autre variation du saut croisé classique est le **toad**, qui augmente considérablement le niveau de difficulté. Cette fois, les deux bras sont à nouveau croisés devant le corps, mais un bras est croisé sous la jambe opposée, ce qui crée à nouveau une sorte de saut sur une jambe, ce qui rend l'exécution encore plus difficile. En général, dans la croix classique, il n'est pas important de savoir quel bras croise en haut et en bas, c'est-à-dire lequel croise directement au niveau du nombril et lequel croise loin du corps. Dans le cas du toad, seul le bras le plus proche du corps peut se croiser sous la jambe. Vous devez donc réfléchir à l'avance au bras qui sera le plus proche du corps et à la jambe qui devra être soulevée. Une bonne astuce consiste à pousser le bras croisé sous la jambe loin vers le creux du genou de la jambe soulevée, afin d'augmenter au maximum l'espace dans la corde et d'avoir ainsi plus de chances de terminer le saut sans se faire accrocher. Je vous recommande également de vous entraîner plusieurs fois "à sec", c'est-à-dire sans corde, avant le premier essai. Le cerveau apprend la séquence au fur et à mesure des répétitions et se souvient de la sensation du mouvement jusqu'à ce que vous n'ayez plus besoin d'y penser, mais que vous puissiez simplement sauter dessus.

Si vous souhaitez soulever la jambe gauche, le bras droit doit être croisé près du corps et si vous croisez sous la jambe droite, le bras gauche doit être positionné près du corps.

L'ouverture de ce saut semble un peu comme un saut vers l'avant, puisque vous sautez d'une jambe qui était encore en contact avec le sol à l'autre jambe sous laquelle vous avez croisé.

Dans le cas du **Toad inversé**, le bras croisé est effectué de l'extérieur sous la jambe équilatérale.

Le **crougar s'**effectue également en combinant les bras et les jambes. Un bras est passé sous la jambe du même côté, ou la jambe est levée et vous sautez une fois par-dessus la corde dans cette position. Pour annuler le saut, effectuez un side swing vers le côté opposé.

Pour les professionnels de la coordination, il est possible de créer une combinaison à partir des deux derniers sauts, appelée "bretzel".

En mélangeant les différentes combinaisons de bras et de jambes, vous pouvez créer d'innombrables sauts. Vous pouvez par exemple faire un criss cross avec les jambes croisées, un twist ou un slalom avec les bras croisés. Il n'y a pas de limites à votre créativité.

En règle générale, il faut dire que chacun a un "meilleur" côté et que souvent, surtout au début, on ne maîtrise les sauts que d'un seul côté. Il est donc important de pratiquer tous les sauts des deux côtés. En effet, cela demande beaucoup plus de coordination que de se contenter du "bon" côté.

Avant que vos mains ne se nouent complètement, nous passons à la rubrique des rotations.

La rotation la plus courante est la rotation à 180° avec changement de direction du virage. Elle est possible aussi bien avec le easy jump qu'avec le double bounce. Après un saut vers l'avant, un side swing est amorcé, que le corps suit à 180°. La corde se balance alors automatiquement vers l'arrière. Ici, après un ou plusieurs sauts vers l'arrière, vous pouvez initier un nouveau side swing, de préférence dans la même direction, de sorte que vous ayez effectué une rotation complète de 360°. Lorsque vous arrivez devant, vous remarquez que la corde vient à nouveau de l'avant et qu'il ne vous reste plus qu'à sauter vers l'avant.

Le saut suivant est un simple saut de base, mais devient un véritable défi en raison de sa rapidité - **double** et **triple under**. Pour cela, le sauteur doit sauter un peu plus haut que d'habitude, afin que la corde puisse être passée deux ou trois fois sous les pieds. En même temps, les bras doivent accélérer de manière significative et le timing du saut doit être adapté ici afin de ne pas gaspiller trop de force.

La vitesse est également importante dans la discipline de compétition **Speed**, qui a été décrite plus en détail dans le chapitre sur les sports de compétition.

Si vous maîtrisez tous les sauts mentionnés ci-dessus, vous pouvez déjà vous considérer comme un utilisateur avancé.

Passons maintenant aux sauts en binôme. Il existe plusieurs variantes où un couple utilise une ou deux cordes (voir le chapitre sur les joueurs en équipe ou les solitaires).

Lorsqu'une corde est utilisée à deux, on parle d'**interaction à deux**. Dans ce cas, un partenaire peut saisir les deux extrémités de la corde ou chaque partenaire peut saisir l'une des extrémités de la corde.

Si un partenaire a les deux extrémités, il saute par exemple normalement sur place. L'autre partenaire saute dans la corde avec le partenaire qui saute devant ou derrière. Il est également possible de sauter dans l'autre sens, de sorte que le partenaire qui saute rattrape l'autre. Cela est possible avec la corde en avant et en arrière, ainsi que de l'avant et de l'arrière ou avec une rotation intégrée.

Lorsque les deux partenaires tiennent un bout de corde, ils peuvent sauter simultanément dans la même corde, alterner, ce qui ressemble à une sorte de croix, ou utiliser l'un d'eux uniquement comme balancier pendant que l'autre effectue une combinaison de bras ou de jambes ou une autre figure.

Wheel est un exercice en binôme dans lequel les deux partenaires tiennent une extrémité de leur propre corde et une extrémité de celle de leur partenaire. Vous vous tenez côte à côte en tant que couple. Les cordes se croisent dans la zone entre vous et derrière chacun d'entre vous se trouve en principe un arc de corde. Le plus difficile dans le Wheel est l'utilisation décalée des deux cordes, car l'une est dirigée vers le ciel tandis que l'autre frappe le sol, de sorte qu'elles sont toujours synchronisées de manière opposée. Ce cadre permet de pratiquer de nombreuses rotations, sauts croisés et tricks différents. Il est également possible de faire un wheel avec plus de deux sauteurs, on pourrait par exemple former une longue ligne.

Nous allons maintenant aborder une autre rubrique des sauts. Ceux-ci ne sont pas destinés aux débutants et représentent également un défi pour les gymnastes confirmés. Dans le cas des **gymnastiques,** la "parenté" avec la gymnastique est évidente.

Les trois sauts ou figures suivants sont essentiellement connus, mais il en existe bien sûr d'autres, qui ne sont pas mentionnés ici. Tous trois peuvent être exécutés en corde simple, en Long Rope ou en Double Dutch. Un étirement ciblé et suffisant est très important pour les trois sauts suivants.

Le **push-up** rappelle un push-up classique. Le sauteur s'accroupit, saute de là à la position initiale d'une pompe, puis de nouveau à la position accroupie et enfin à la position de saut normale. A chaque saut, même en position accroupie, la corde est passée sous le corps.

Lors du **fractionnement**, les jambes s'ouvrent vers l'avant et vers l'arrière de manière similaire à une fente profonde ou à un grand écart qui n'est pas complètement exécuté. Au saut suivant, les jambes se referment en position accroupie et vous pouvez continuer à sauter à volonté.

La **grenouille** ressemble à un équilibre sur les mains avec les jambes inférieures repliées. Ceux-ci sont nécessaires pour prendre suffisamment d'élan afin de sauter des mains aux pieds. La corde doit être passée sous le corps à chaque changement de position, y compris des pieds aux mains et des mains aux pieds.

Les équipes **DoubleDutch** sautent le plus souvent. Il y a deux balanciers reliés par deux cordes. Les deux cordes tournent vers le centre, ce qui signifie que l'oscillateur se balance du haut vers le centre et de là vers le bas à l'extérieur et de nouveau vers le haut. Une personne peut y sauter seule ou avec une Speed Rope, ou bien il s'agit de plusieurs sauteurs qui combinent différents sauts ou même font du Push-up, du Split ou du Frog. Cela fait partie de la classe de maître, car chaque mouvement de tous les participants ainsi que le timing avec la corde doivent être précis au point près.

Le cool-down est également fortement recommandé après l'entraînement. Il permet de ralentir le corps, d'étirer de manière ciblée les groupes musculaires sollicités et de compléter l'entraînement de manière à favoriser la régénération du corps.

Dans le haut du corps, les principaux groupes musculaires à étirer sont les muscles du cou, de la poitrine, des épaules et des avant-bras. Dans la partie inférieure du corps, les muscles des hanches, des cuisses et des jambes doivent être étirés.

L'intensité de l'entraînement peut être ajustée en fonction de différents paramètres. Par exemple, une vitesse plus rapide, un poids de corde plus élevé, certaines techniques de saut exigeantes et l'augmentation de la durée ou de l'intensité des sauts exécutés directement les uns après les autres rendent l'entraînement plus intense.

La réduction de la charge peut être obtenue en utilisant davantage de techniques de non-saut, en réduisant la vitesse et en allégeant le poids de la corde.

SUGGESTIONS DE FORMATION

Une semaine de formation exemplaire avec 4 sessions de formation très différentes.

Jour de formation 1
20 minutes sans échauffement ni refroidissement
Échauffement et étirement élastique léger
5 minutes d'intervention :

– Débutants 30 secondes d'effort / 30 secondes de repos

– Avancé 50 sec. d'effort / 10 sec. de pause

<u>Sauts dans le temps de charge :</u>
• Saut facile

• Genou en haut

• Jumping Jack

- Straddle forward (en avant)
- Kick

11 minutes d'entraînement :
- Débutant voir ci-dessus
- Avancé voir ci-dessus
- Les professionnels remplacent les temps de pause par un saut tel que Easy Jump (effort moindre) ou Double under (effort plus important).

- Saut facile
- Vitesse
- Saut facile
- Double en dessous
- Saut facile
- Vitesse
- Saut facile
- Double en dessous
- Saut facile
- Vitesse
- Saut facile

4 minutes de saut en souplesse :
- Débutant voir ci-dessus

– Avancé voir ci-dessus

- Jog Step
- Tap sur le talon
- Kick
- Saut facile

Cool-down avec étirements :

<u>Haut du corps :</u>

<u>Muscles du cou</u> : Inclinez la tête sur le côté et tirez l'épaule vers l'arrière et le bas. Il est préférable de tirer la main vers le dos de la main afin d'augmenter la traction au niveau du cou.

<u>Pectoraux</u> : allongez-vous sur le dos sur le sol, les jambes jointes. Les bras sont posés latéralement à un angle de 90° ou en diagonale (comme un Y) également sur le sol. L'étirement doit être perceptible au niveau du muscle pectoral.

<u>Muscles des épaules</u> : vous connaissez l'éléphant dont on jouait la trompe avec les bras quand on était enfant ? Cette position de départ convient bien à l'étirement. Vous devez toutefois vous saisir de la partie supérieure du bras plutôt

que du nez, de sorte que l'étirement arrive à l'arrière de l'épaule.

Muscles de l'avant-bras : la réalisation de cet étirement a déjà été abordée dans le chapitre Do-it-yourself. Un bras est tendu vers l'avant, l'autre main fixe la main repliée vers la paume ou le dos de la main. Selon la direction, les fléchisseurs ou les extenseurs du poignet sont étirés.

Comme le mouvement de la corde provient de la zone de l'avant-bras et du poignet, il est important d'effectuer cet étirement régulièrement.

Bas du corps :

Fléchisseurs de la hanche : vous faites un grand pas en avant, la jambe avant sur le pied avec un angle droit dans le genou,   vous pouvez poser la jambe arrière sur le genou. Le pas en extension doit être suffisamment grand pour que vous puissiez ressentir une douleur d'étirement au niveau de l'aine de la jambe arrière. Cet étirement peut être renforcé par le redressement du torse ainsi que par l'extension supplémentaire des bras en diagonale.

Face antérieure de la cuisse : il est préférable d'effectuer l'étirement en position latérale, car c'est là qu'il y a le moins de possibilités d'évitement. La jambe inférieure est tirée vers l'avant en direction de la poitrine, le genou étant plié. La main inférieure peut fixer cette position. L'objectif est de faire basculer le bassin vers l'arrière pour renforcer l'étirement de la face antérieure de la cuisse. L'autre genou est également plié, le talon est déplacé vers les fesses et la partie inférieure de la jambe est tirée par la main supérieure, encore libre. L'étirement doit être ressenti à l'avant de la cuisse (parfois aussi à l'aine).

<u>Arrière des cuisses</u> : l'étirement est possible en position debout ou assise sur le sol. En position debout, croisez les jambes et penchez-vous vers l'avant en gardant le dos droit ou, en position assise allongée sur le sol, étirez-vous également en gardant le dos droit en direction des pointes de pied, qui sont serrées pour renforcer l'étirement.

<u>Muscles du mollet</u> : les muscles du mollet peuvent également être étirés à l'aide d'une grande foulée. Le talon du pied arrière doit être en contact constant avec le sol. Pour renforcer l'effet, vous pouvez vous tenir sur une marche d'escalier et pousser un pied avec le talon au-delà de la marche, de sorte que le talon puisse s'abaisser et qu'une

douleur d'étirement significative se fasse sentir. Le genou doit rester tendu. L'autre jambe supporte le poids du corps et repose sur la marche avec toute la plante du pied et le genou légèrement fléchi.

<u>Muscles tibiaux</u> : il est rarement nécessaire d'étirer les muscles tibiaux. Pour cela, posez un pied en position debout, sans le poids du corps, avec l'arrière, c'est-à-dire la surface des orteils, et si possible même avec une partie du dos du pied. Vous devriez déjà ressentir un léger étirement au niveau du cou-de-pied.

Jour d'entraînement 2 : HIIT
Un entraînement HII est très exigeant et éprouvant pour l'organisme, car il faut vraiment se donner à 100 % pendant les phases de saut pour que cet entraînement court soit efficace.

L'échauffement peut consister à sauter, à faire des exercices ou à courir. Cela dépend de ce que vous avez envie de faire.

Dans la partie principale, les phases de saut alternent avec des phases de pause. Si vous n'avez pas sauté en guise d'échauffement, il est conseillé d'attendre deux ou trois minutes avant de vous réhabituer à la manipulation de la corde.

Ensuite, la formation proprement dite commence.

Les phases d'effort pendant lesquelles les sauts sont effectués durent 30 à 45 secondes. Pour les débutants, 30 secondes conviennent, pour les avancés, 45 secondes.

Les phases de repos varient entre 45 secondes et une minute. Si vous recherchez un entraînement extra-intensif, choisissez donc une phase d'effort longue et une phase de repos courte, en gardant toujours à l'esprit que vous ne pourrez donner votre maximum pendant les phases d'effort que si vous pouvez récupérer un peu entre-temps.

Effectuez environ 6 à 10 périodes d'effort.

La phase de récupération est également importante après ce type d'entraînement afin de réduire l'effort de manière contrôlée.

<u>Jour 3</u> : **Entraînement de vitesse**

L'entraînement de vitesse est très intensif et peut être utilisé pour suivre l'évolution de ses performances.

Vous pouvez par exemple chronométrer certaines disciplines toutes les deux semaines et les documenter. Cela vous permettra de voir si vous vous améliorez ou si vos performances stagnent. Là encore, un échauffement suffisant est essentiel, et il est également utile de faire des sauts en augmentant la vitesse.

Pour les débutants, les disciplines suivantes conviennent :

- 30 secondes de vitesse
- 30 secondes easy jump
- 30 secondes de Criss Cross

Les disciplines mentionnées ci-dessus conviennent également aux étudiants plus avancés :

- 60 et 120 secondes de vitesse
- 30 et 60 secondes Double under

Vous pouvez bien sûr inclure d'autres disciplines dans votre suivi.

Si vous voulez vraiment vous donner à fond, je vous conseille de ne pas dépasser 10 minutes de temps de saut pur.

Après cela, vous pouvez toujours intégrer quelques autres sauts dans votre entraînement ou vous éjecter en toute décontraction. N'oubliez pas non plus de terminer votre entraînement par un cool-down.

Jour de formation 4 : on ne peut pas faire plus varié

➔ Chaque exercice n'est effectué qu'une seule fois.

Après l'échauffement et le saut d'obstacle, la séance d'entraînement de 20 minutes commence. Chaque saut n'est effectué qu'une seule fois. La journée sera donc très variée. Comme expliqué lors du premier jour d'entraînement, vous pouvez varier vous-même le temps d'effort ainsi que la phase de repos et trouver votre intensité.

1. saut facile
2. lever de genou
3. double rebond
4. le side swing criss cross

5. boxeur

6. Jumping Jack

7. X-it

8. swing latéral droite/gauche

9. crougar

10. vitesse

11. Criss Cross

12. slalom

13. tap sur le talon

14. Easy Jump arrière

15. twister

16. Can Can

17. double sous

18. coup de pied

19. straddle forward

20. Toad

Ceux qui ne peuvent pas encore effectuer les sauts les plus difficiles les remplacent par un autre saut.

Après cette partie de l'entraînement, vous terminez également lentement l'entraînement par des sauts décontractés et le cool-down.

Jour de formation 5 : Jour de répétition

Pour une fois, la partie principale de cette journée d'entraînement ne se réfère pas à un temps donné, mais à un nombre donné de sauts.

L'échauffement classique est suivi de la partie principale.

Ici, on pourrait à nouveau diviser en débutants et en avancés. Mais je veux laisser un peu d'espace à votre créativité et je ne vous propose ci-dessous qu'un entraînement pour les débutants. Si vous vous entraînez depuis quelques semaines, vous pouvez essayer d'effectuer un plus grand nombre de sauts ou de maintenir le même nombre de sauts, mais en choisissant un saut plus intense.

Toutefois, si vous souhaitez comparer les résultats afin de vous améliorer et de vous motiver, chronométrez le temps nécessaire pour effectuer la série de sauts ci-dessous.

- 100   Saut facile
- 30   Criss Cross
- 30   Genou en haut
- 30   Jumping Jacks
-     100Vitesse

-     30Slalom

-     30Boxer

- 30   Twister

- 100Easy   Jump à l'envers

- 20   Can Can

- 100   Vitesse

- 50   Double Bounce

Si vous effectuez tous les sauts sans pause, il vous faudra environ 8 minutes pour effectuer une série. Après une pause suffisante (environ 1 à 2 minutes), vous pouvez sauter à nouveau à l'envers ou répéter la séquence autant de fois que vous le souhaitez.

Après cette partie de l'entraînement, vous devriez également sauter un peu en souplesse, puis effectuer un cool-down avec des étirements.

Si vous n'arrivez pas à choisir entre l'entraînement au poids du corps et le rope skipping ou si vous cherchez une bonne combinaison d'entraînement d'endurance et de musculation, ces deux éléments d'entraînement peuvent être super combinés.

Vous pouvez par exemple vous échauffer avec la corde, dans la partie principale de l'entraînement, vous alternez les phases de saut et d'exercice (avec des exercices au poids du corps) et dans la partie de récupération, vous étirez à nouveau les muscles sollicités comme d'habitude.

Ici aussi, l'intensité est facilement réglable par le biais du temps d'effort et du temps de pause.

Katja Eden 2022

1ère édition

Contact : Psiana eCom UG/ Berumer Str. 44/ 26844 Jemgum

Conception de la couverture : Fenna Larsson

Photo de couverture : depositphotos.com